ÉTUDE COMPARATIVE

DES MOYENS

DE LA MÉDICATION TOPIQUE

DE L'URÈTHRE

COULOMMIERS. — TYP. ALBERT PONSOT.

ÉTUDE COMPARATIVE

DES MOYENS

DE LA MÉDICATION TOPIQUE

DE

L'URÈTHRE

PAR

LE DOCTEUR JARDIN

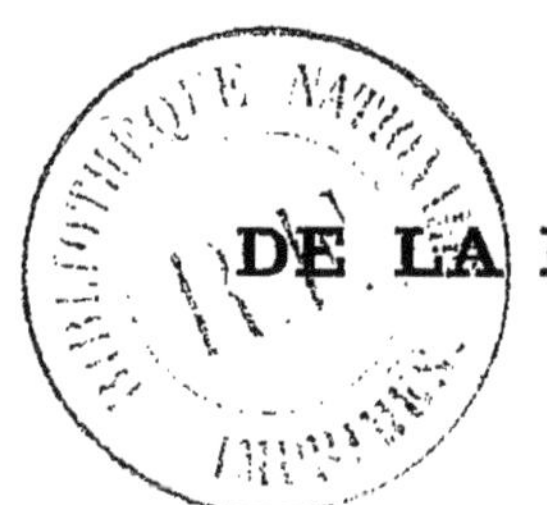

PARIS

LIBRAIRIE FÉLIX PRÉAU

34, RUE DE L'ÉCOLE-DE-MÉDECINE, 34

1874

ÉTUDE COMPARATIVE

DES MOYENS

DE LA MÉDICATION TOPIQUE

DE

L'URÈTHRE

PAR

LE DOCTEUR JARDIN

Il y a dans tout écoulement urèthral trois périodes très-distinctes et qui répondent à trois médications thérapeutiques différentes.

La première aiguë *(urèthrite proprement dite)* caractérisée par les douleurs vives dont s'accompagne la miction, par du ténesme vésical, de la fièvre, et par l'établissement et l'augment progressif de l'écoulement, c'est la période inflammatoire à laquelle correspond l'apparition des abcès péni-urèthraux, la corde, la cowpérite, etc. Sa durée moyenne est de 10 à 20 jours.

La seconde période, ou l'état de l'écoulement *(blennorrhagie)* dans laquelle les douleurs, en urinant, sont moins vives et presque nulles, et l'abondance du muco-pus considérable. Cette phase est celle qui éveille le plus l'idée de spécificité de l'affection ; elle dure de trois semaines à six mois, et c'est dans son cours que se montrent le plus souvent les orchites.

La troisième période, ou de localisation *(blennorrhée)* se caractérise par la gouttelette de muco-pus, visible au méat, le matin seulement ou sous l'influence de certains écarts de régime, un coït répété, la fatigue, les excès de table, etc.

La blennorrhée s'accompagne d'une altération circonscrite, qui débute sur la surface muqueuse de l'urèthre et s'enfonce peu à peu dans la couche sous-muqueuse, en y provoquant un travail pathologique caractérisé par de petites embolies veineuses, point de départ d'un rétrécissement.

Dans le plus grand nombre des cas, on peut fixer de neuf à douze centimètres du méat le siége de ce processus morbide; lésion locale ou de profondeur succédant à l'inflammation générale ou de surface. — Les antiphlogistiques, les émollients intus et extra, les laxatifs légers ou les lavements purgatifs, les boissons délayantes et à hautes doses conviennent à l'urèthrite. Les balsamiques sont indiqués dans la blennorrhagie ou période d'état de l'écoulement.

Le cubèbe, par son action élective sur le col, est prescrit dans la dysurie, et le copahu, en modifiant les propriétés de l'urine tend à diminuer la sécrétion muco-purulente comme le goudron.

Les injections conviennent également à cette période, mais à la fin seulement; elles sont, au contraire, tout à fait indiquées dans la blennorrhée, à laquelle s'applique complètement tout le traitement topique de l'urèthre, dont nous allons examiner successivement les moyens.

C'est au milieu du seizième siècle qu'on trouve les premières tentatives d'applications médicamenteuses dans l'urèthre; les chirurgiens s'évertuent à inventer des instruments ingénieux pour porter les substances astringentes, cathérétiques ou caustiques dans le canal.

Ce sont tantôt des poudres incorporées à des excipients divers, les solutions émollientes ou astringentes; poudres et solutions de compositions très-variables, plus ou moins actives, selon l'ancienneté de l'affection : c'est l'alun, l'antimoine, le sublimé, la sabine qui en font le plus souvent la base, le safran et le *pampholin*, considérés comme des dessèchants, sont recommandés mêlés au plantin ou à tel autre suc.

Amatus Lusitanus introduisait dans l'urèthre des bougies composées de cire blanche et de térébenthine, *(Malgaigne, édition d'Ambroise Paré)*; il faisait à deux bougies de cire une rainure circulaire semblable à celle que portent les fuseaux et qu'il garnissait d'une composition fortement cathérétique.

Ferry composait trois sortes de bougies médicamenteuses : celles qui ramollissaient, celles qui détruisaient et enfin, de plus actives qu'on employait contre les affections déjà anciennes.

Les premières bougies étaient faites de poudre d'alun, d'écorce de grenadier et de cérat à base de plomb; le sel gemme, le vert de gris mêlés à divers sucs végétaux, notamment à la scille, étaient appliqués dans le second degré.

On sait que Loyseau guérit Henri IV d'un rétrécissement en introduisant au moyen d'une canule, de la poudre de sabine mêlée à du beurre frais.

Toutes ces tentatives dirigées contre la blennorrhagie, soit, et le plus souvent, contre un rétrécissement, ne sont inspirées par aucune notion d'anatomie pathologique; mais il est bien curieux de remarquer que la plupart d'entre elles ont été reproduites de nos jours avec de légères modifications.

A. Ferry voulait déjà détruire, emporter, « *Ruginer* » comme disait Paré, la production morbide qu'il imaginait obstruer le canal.

Aujourd'hui même, cette conception se trouve à chaque instant dans le langage usuel ; Ducamp, Lallemand, sacrifiaient constamment à cette expression de ramener la paroi urèthrale à niveau en détruisant la saillie qui ferme l'orifice du conduit; Heurteloup se servait du mot raboter pour décrire le même fait.

Nous venons de dire que la plupart des bougies et des topiques de l'urèthre préconisés au seizième siècle, avaient été réinventés depuis; la bougie alumineuse de Ferry, était présentée, il y a vingt ans, à l'Hôtel Dieu, par Jobert *(de Lamballe)* comme étant sienne; il ne la laissait en place que dix minutes. *(Gaz. des Hôpitaux, juin 1862)* ; Cullérier traitait la blennorrhée opiniâtre par l'introduction de bougies enduites de pommade résolutive ; Legrand mettait aussi de l'alun dans une rainure pratiquée sur une bougie emplastique introduite dans l'urèthre; Ricord dans ses notes à la traduction de Hunter a conseillé les sondes recouvertes de pommade ou de cérat mercuriel; M. Laugier cherchait à faire pénétrer profondément les substances dans le canal de l'urèthre en les injectant dans une sonde de métal; à la même époque (1862) Vinci, chirurgien de l'hôpital des incurables à Naples, adressait à l'Académie de médecine de Paris une série d'instruments destinés au traitement des maladies de l'urèthre; ce sont des cathéters canelés et portant dans leurs canelures des médicaments incorporés à un corps gras et destinés à modifier la production muco-purulente; de son côté, M. Martin, chirurgien militaire, recommandait, presque en même temps, des sondes analogues aux précédentes et dont il dit avoir tiré grand avantage; depuis lors on en est revenu aux irrigations urèthrales qu'on avait déjà faites au commencement de ce siècle.

Mais toutes ces considérations historiques ne rendent que plus nécessaire l'examen clinique de chacune de ces substances et de leur procédé d'introduction, pour leur adoption définitive dans la pratique après des épreuves comparatives.

Le verdet, la sabine, l'orpiment, le vitriol employés dans la fabrication des bougies secrètes ou médicamenteuses au seizième siècle, furent successivement abandonnés, depuis Hunter et Évérard Home, pour le nitrate d'argent, qui est le premier médicament dont on doive s'occuper par son importance et l'étendue de son application.

Il offre sur les substances précédentes l'avantage d'une composition précise, une action déterminée et que permettait de bien localiser, soit la bougie armée de Hunter, soit les divers porte-caustiques successivement inventés. Il avait surtout la propriété précieuse de produire tous les degrés de causticité, depuis la simple modification de surface des tissus, jusqu'à leur destruction profonde. Les avantages qu'offre le nitrate d'argent à des mains exercées lui ont valu d'être le topique le plus porté dans l'urèthre, soit à l'état solide, soit en solution. Mais d'après une longue expérimentation, poursuivie sur la plus vaste échelle dans le second quart de ce siècle, on est successivement revenu des cautérisations profondes à de plus superficielles, et de celles-ci aux simples modifications de surface.

Les injections nitratées à haute dose de Carmichaël et Ricord ont été remplacées par des injections à doses minimes, et M. Debeney a publié, il y a quelques années, de bons articles dans la France médicale, pour démontrer la supériorité de ces dernières. Également préoccupé de produire dans l'urèthre sécrétant du muco-pus, la modification la plus légère de la muqueuse, M. Mallez a fait construire par M. Mathieu, vers 1866, des sondes fines, à boule antécédente et percées de trous au collet de la boule de manière à permettre au liquide de revenir vers le méat ; il avait également fait faire une sonde en plomb percée de trous filiformes, réminiscence de la seringue à jet récurrent de M. Langlebert.

M. Guyon emploie pour porter des solutions caustiques ou anesthésiques dans l'urèthre une petite sonde à boule dans dans laquelle se trouve une canule filiforme de quinze à dix-sept centimètres de longueur, canule qui se fixe à une seringue de Pravaz, au moyen de laquelle on injecte goutte à goutte la solution médicamenteuse.

Dans une thèse publiée en 1868, par un de ses élèves (M. Paris-Léger), on trouve les formules qu'il emploie : La solution nitratée, un gramme sur trente d'eau distillée ; la solution belladonée, trois grammes d'extrait pour trente grammes d'eau.

La première solution de morphine est de trente grammes d'eau pour trente centigrammes de morphine, et la seconde de trente grammes d'eau pour soixante centigrammes de morphine, des pilules d'opium et de belladone ont été administrées à presque tous les malades concurremment avec les instillations calmantes.

On sait que l'opium, à part l'inconvénient qu'il a d'amener la constipation, est le calmant par excellence des douleurs de la portion profonde de l'urèthre et du col de la vessie et que la belladone offre également de précieuses ressources dans ces cas, et que si elle est moins hardiment employée, la cause en est aux différences d'actions individuelles sur la vision avec de petites doses.

La canule des endoscopes, surtout des plus légers, ceux de MM. Mathieu et Langlebert, et de M. Courriard, de Saint-Pétersbourg, qui fatiguent moins l'urèthre en pesant moins sur le plancher du canal, a été employée pour porter des solutions caustiques dans la portion profonde de l'urèthre.

Nous avons souvent vu à la clinique de la rue Christine se servir de l'endoscope de M. Desormeaux pour pratiquer ces cautérisations légères, sur les points les plus visiblement enflammés de l'urèthre. Bien qu'il n'ait été tenu note que d'une vingtaine de cas, le nombre de ces observations dans ce sens a été considérable ; l'une d'elles a paru dans la revue clinique que notre regretté confrère le docteur Morpain publiait dans la France Médicale ; elle offrait un bel exemple d'une modification rapide de la coloration de la muqueuse et de dilatation de l'urèthre, après quelques applications de solution caustique (*1 gr. sur 30*), chez un malade qui avait subi précédemment avec peu de succès un traitement par la dilatation simple.

L'instrument de M. Desormeaux présente l'inconvénient d'être lourd et de fournir peu de lumière. Ceux que nous venons de citer, et qui sont plus récents, sont en progrès sur ces deux points, et il y aurait lieu d'essayer de nouveau avec les endoscopes légers et produisant un éclairage suffisant des applications nitratées, dont les indications sont formelles dans toutes les altérations sous-muqueuses commençantes qui accompagnent les blennorrhées rebelles, et dont la plaie est accusée dans l'urèthre par un pointillé d'une coloration qui varie du rouge clair au rouge sombre.

La canule des endoscopes a servi également à protéger l'urèthre pour porter du nitrate solide jusque sur le point enflammé. Un porte-nitrate à long manche fait partie des accessoires de l'endoscope ; l'usage ne paraît pas légitimer complétement l'introduction de ce nouvel instrument dans l'arsenal chirurgical. Lorsque le point que l'on veut toucher ne peut pas être dépassé, on en est réduit à ne voir que la face antérieure de la structure, et, par conséquent, à n'atteindre qu'une très-petite partie de ce qu'il conviendrait de modifier.

Quand, au contraire, on peut franchir le siége du processus inflammatoire qui entraîne déjà une modification du calibre du canal, on le fait plus aisément et plus sûrement, avec le porte-nitrate de Lallemand qui est moins volumineux que les canules des endoscopes comme le contenant l'est au contenu, et il fournit un résultat identique à des mains exercées. Reste à décider si la cautérisation avec le nitrate fondu mérite d'être conservée dans la pratique contre les écoulements uréthraux chroniques liés à la présence d'une lésion circonscrite de l'urèthre. Si la cautérisation doit être pratiquée profondément, de manière à détruire les tissus, telle que l'entendait Lallemand et toute son école, il n'y a pas le moindre doute aujourd'hui qu'elle ne doive être rejetée absolument et qu'il faille s'en tenir, comme on le pense généralement, à une cautérisation très-superficielle ou simplement modificatrice.

Des observations très-favorables ont été publiées il y a quelques années et on a recueilli une trentaine de cas où la cautérisation légère avec le nitrate solide *porté au-delà* du point malade perceptible à l'exploration, a été suivi de succès après deux, trois, quatre applications au plus. Il est bon, toutefois, d'ajouter que c'est un moyen qui exige la plus extrême prudence et une grande habitude des topiques uréthraux, car ce n'est pas toujours chose facile que de localiser exactement l'action du caustique et de le laisser en place quelques secondes seulement, pour obtenir l'effet utile sans le dépasser. Nous donnerions donc la préférence à la solution caustique introduite au moyen de la canule de l'endoscope par un petit tampon de ouate ou de charpie imbibée.

Les injections faites à hautes doses avec le caustique lunaire dans l'urèthre ont été accusées, avec raison, de provoquer des rétrécissements en repoussant l'inflammation superficielle dans la couche sous-muqueuse, et en l'y localisant de manière à rendre sa disparition très-difficile, sinon impossible. Ce n'est pas à dire, toutefois, qu'on ne doit pas recourir, dans certaines occasions aux injections nitratées à doses très-faibles (*5 centigrammes par 120 grammes d'eau*).

Nous avons vu un certain nombre de malades dont les blennorrhées rebelles avaient résisté à tous les autres moyens et qui ont été guéries par des injections nitratées à faibles doses.

Lorsqu'en tous cas on doit appliquer du nitrate solide dans l'urèthre, il suffit de râper une toute petite quantité de nitrate fondu et de rouler dans cette poudre l'extrémité d'une bougie de cire préalablement chauffée et qu'on recouvre ensuite de cérat.

Ce moyen est tout particulièrement applicable aux prostatorrhées ou à la cautérisation de la portion profonde de l'urèthre sur l'orifice des canaux éjaculateurs, telle qu'elle se pratique encore. Dans la spermatorrhée, il évite l'introduction toujours douloureuse du porte-nitrate, chez des sujets névrosiques comme le sont les spermatorrhéiques ou ceux qui croient l'être.

En 1865, M. Mallez présenta à l'Académie de médecine un appareil destiné à insuffler des poudres médicamenteuses dans l'urèthre contre la blennorrhée. Il se composait de deux sondes ou canules se plaçant l'une dans l'autre, de telle sorte que la canule ou la sonde la plus mince était invaginée. La poudre était placée dans une capsule à l'extrémité externe ou manuelle de la petite sonde.

La sonde femelle est introduite dans le canal jusqu'au delà de lésion circonscrite qui est toujours le siége d'une sensibilité spéciale, ou, en tous cas jusqu'au fond de la région membraneuse.

On fait ensuite pénétrer la petite sonde dans la première, on charge la cuvette, on adopte la poire, et on exerce sur elle de petites pressions successives, tout en retirant peu à peu l'instrument et en plaçant pendant la compression le doigt sur l'ouverture de la poire ; si la quantité de poudre contenue dans la cuvette n'est pas suffisante on recharge une fois, deux fois l'appareil rapidement et sans difficulté.

Des expériences faites sur le cadavre montrent que toute la muqueuse uréthrale est ainsi revêtue d'une couche pulvérulente qui empêche le contact des points, opposés de l'urèthre.

Les poudres qui ont été employées ont été composées comme il suit : 1° sous-nitrate de bismuth desséché 50 gr., chlorure de chaux, 3 gr., carbonate de soude, 1 gr. 50 ; 2° charbon desséché pulvérisé, 30 gr., chlorure de chaux, 3 gr., carbonate de soude, 1 gr. 50 ; 3° sous-nitrate de bismuth pulvérisé, 50 gr., charbon pulvérisé, 5 gr. ; 4° sous-nitrate de bismuth pulvérisé, 50 gr., acide phénique, 0 gr. 90 cent. ; 5° sous-nitrate de bismuth pulvérisé, 50 gr., azotate de plomb de 1 à 5 gr, ; 6° sous-nitrate de bismuth 50 gr., permanganate de potasse, 1 gr.

Il est facile de varier les doses des substances entrant dans la composition des poudres suivant l'effet que l'on veut produire. La préférence nous semble devoir être accordée au sous-nitrate de bismuth associé à un désinfectant; il est absorbant, légèrement astringent ; et il adhère très-intimement aux muqueuses avec lesquelles il est uni en contact.

Dans les dix observations d'une série plus nombreuse que le docteur Bouloumié a publiée en 1867, (*Du traitement de la blen-norrhée par les insufflations médicamenteuses, procédé du docteur Mallez, par le docteur Bouloumié*), il s'est servi du sous-nitrate de bismuth, soit pur, soit associé à la chaux et au carbonate de soude. Chez un seul malade sur huit, traités au Val-de-Grâce, on n'a pu obtenir que la diminution du nombre des mictions et de l'écoulement uréthral sans réussir à tarir complétement le suintement; les sept autres ont été très-bien guéris.

Les sujets que l'on laisse sans insufflations quotidiennes voient l'écoulement reparaître ou augmenter ; on peut alors donner tous les jours deux injections de sous-nitrate de bismuth, 3 gr., et 50 cent. de sulfate de zinc pour 100 gr. d'eau. Le nombre des insufflations a été de huit à douze en moyenne.

L'expérience a fait préférer dans ces derniers temps un mélange de quinquina et de ratanhia parties égales, une insufflation par jour.

Ce moyen. tout efficace qu'il soit dans certains cas, offre la difficulté de l'introduction d'une sonde n° 18 dans la portion profonde de l'urèthre ; de plus il nécessite l'intervention journalière du chirurgien, ce qui sera toujours un obstacle à la généralisation de son emploi dans une maladie considérée comme de peu d'importance, négligée et inavouée le plus souvent ; enfin, il exige que l'introduction de la sonde soit faite avec ménagements pour ne pas augmenter l'inflammation déjà existante du canal. Mais, la part faite à ces inconvénients, l'insufflation demeure un excellent moyen d'isoler les parois uréthrales pendant quelques heures lorsqu'on prend la précaution de faire uriner le malade avant de pratiquer la petite opération qui réalise une véritable injection sèche permanente.

Lorsque dans quelques cas il arrive de voir survenir des envies un peu plus fréquentes d'uriner à la suite d'une insufflation faite profondément, il suffit d'administrer le cubèbe à dose fractionnée, 1 gr. par paquet, 5 par jour, pour les faire disparaître. Les eaux minérales telles que Vittel, conviennent aussi dans ces cas.

Les bougies au ratanhia fabriquées par M. Benas, qui au début faisait entrer dans leur composition de l'extrait alcoolique, augmentaient la douleur de l'introduction et diminuaient les bons effets du ratanhia sur la muqueuse uréthrale. Les bougies renfermant l'extrait aqueux ne sont ni irritantes ni douloureuses, et elles conviennent surtout dans les blennorrhées séro-purulentes des sujets lymphatiques.

Préalablement chauffées et introduites avec précaution, laissées en place, 25, 30, 40 secondes, 1 minute, 1 minute et demie et 2 au plus, selon les susceptibilités du malade et la durée du traitement, elles nous ont donné 28 succès sur 30 cas de blennorrhées avec rétrécissement léger et déjà traitées par plusieurs autres moyens.

L'introduction des bougies suffit quelquefois à guérir la goutte militaire proprement dite, et M. le docteur Montanier a publié des faits à l'appui dans la Gazette des hôpitaux il y a quelques années. On y recourt souvent d'abord pour atténuer la sensibilité de l'urèthre avant de commencer un autre traitement, mais dans la plus grande majorité des cas on peut enduire la bougie de gomme ordinaire d'une pommade iodée dans la proportion de 3 grammes pour 30, la bougie ainsi enduite est laissée en place une ou deux minutes et retirée ensuite. La précaution consiste à se servir d'une bougie de petit calibre pour éviter que la pommade ne reste au méat; c'est le procédé auquel on a recours souvent dans tous les cas de blennorrhées dans lesquelles l'exploration avec la bougie à boule fait constater une altération circonscrite déjà manifeste ; 12 à 15 introductions de bougies ont généralement suffi. C'est comme on le voit, un intermédiaire aux bougies médicamenteuses en cire, qui sont un peu plus difficiles à faire pénétrer et qui coûtent un peu plus cher, et à la dilation simple qui a été recommandée.

Dans dix cas on a dû recourir à l'uréthrotomie légère, scarification destinée à couper une bride derrière laquelle se réfugiait la sécrétion muco-purulente. C'est d'ailleurs un fait d'observations intéressant que les sujets chez lesquels on rencontre, à l'exploration, des brides uréthrales, sont aussi ceux que l'on guérit le plus lentement de blennorrhées et qui sont, comme conséquences, plus exposés aux rétrécissements. — Les injections solidifiantes que le docteur Paillasson a préconisées il y a quelques années, peuvent, en quelque sorte, rentrer dans la catégorie des bougies médicamenteuses autant et plus que dans celles des injections.

On sait qu'elles consistent en glycérolés de bismuth, de sulfate de zinc, de ratanhia etc., introduits dans un réservoir en plomb qui a exactement la forme de la vessie à couleur des peintres, et dont l'une des extrémités est terminée en canule, tandis que l'autre s'enroule sur un petit treuil; des divisions tracées sur ce petit instrument marquent le nombre d'injections qu'il doit fournir. Pour le mettre en usage on introduit la canule dans le méat en la fixant comme pour l'injection ordinaire avec l'indicateur et le pouce de la main gauche, et on tourne le petit treuil avec l'indicateur et le pouce de la main droite de manière à enrouler sur lui le sac qui se vide successivement. — Lorsqu'on fait cette manœuvre, l'instrument hors du canal, le contenu sort en effet très-facilement et avec une grande régularité, mais il ne nous a pas paru qu'il en fût toujours de même dans l'urèthre, la matière injectée n'a pas la force suffisante pour développer les parois uréthrales et elle s'accumule dans la fosse naviculaire qu'elle distend.

Dans les expériences qui ont été faites à la clinique du docteur Mallez avec le concours de. M. Paillasson, l'inconvénient que nous signalons a été très-manifeste, et il fallait exercer des pressions le long de l'urèthre pour y faire pénétrer la matière de l'injection. Cet inconvénient devenait bien plus manifeste encore, lorsque le malade atteint de blennorrhagie était en même temps atteint de rétrécissement commençant; une douzaine d'observations ont été recueillies à la clinique de la rue Christine ; huit se sont terminées favorablement avec une moyenne de huit à quatorze injections solidifiantes; les unes au sous-nitrate de bismuth, les autres au sulfate de zinc, à l'opium ou à la belladone. On ne saurait nier que l'idée de M. Paillasson très-séduisante au premier abord, ne fût en même temps très-ingénieuse, mais nous n'en pensons pas moins qu'elle n'est pas destinée à rester dans la pratique à cause de la difficulté que l'on éprouve à la faire pénétrer. M. Paillasson rapporte huit observations couronnées de succès de guérison de blennorrhagie par l'introduction de la bougie médicamenteuse. — Amussat père s'est servi d'un moyen tout à fait analogue. Dans la vaginite et l'inflammation du col, il introduisait un cataplasme très-épais de farine de lin qu'il tassait dans un spéculum ad hoc et qu'il retirait ensuite laissant ainsi le cataplasme en place pendant quelques heures. C'est également ce que veut M. Paillasson, car il fait uriner le malade au préalable pour laisser l'injection dans l'urèthre le plus longtemps possible, malheureusement une bonne partie de l'injection sort de l'urèthre après un temps qui varie de quinze à vingt minutes.

M. Reynal a introduit dans la thérapeutique des maladies de l'urèthre un produit nouveau qui mérite d'y prendre une place définitive et très-importante. Il l'a appelé porte-remède, et c'est en réalité une bougie courte de quatorze à seize centimètres de long, du numéro treize ou quinze de la filière Charrière; elle est composée de glycérine et de gélatine et est suffisamment résistante pour pouvoir être poussée dans l'urèthre et suffisamment molle pour n'y provoquer aucune sensation douloureuse; elle doit être non pas graissée, mais mouillée avant l'introduction, et il faut également au préalable avoir fait uriner le malade avant de l'introduire. Les bougies porte-remèdes contiennent soit :

du ratanhia. (extrait).	. . . .	0.05	centigrammes.
du sulfate de zinc.	. . . .	0.05	»
de la belladone. (extrait).	. . .	0.03	»
de l'opium. (extrait).	. . .	0.03	»
du tannin. .	. . . .	0.05	»
du chlorure de zinc. .	. . .	0.03	»
Sulfate de zinc. . { belladoné. .	ââ.	0.03	»
opiacé. . .	»	0.03	»
Chlorure de zinc.{ belladoné. .	»	0.03	»
opiacé. . .	»	0.03	»
Sulfate de Cadmium.		0.001	milligramme.
Silicate de soude.		0.01	centigramme.
Sulfo carbolate de zinc		0.05	»

On les fait pénétrer impunément jusqu'à leur disparition totale, elles fondent en une heure ou une heure et demie et elles laissent le plus longtemps possible le médicament en contact avec les parois de l'urèthre.

La bougie ainsi modifiée par M. Reynal devient un médicament et non plus un instrument de chirurgie; le malade peut se l'introduire facilement sauf à lui indiquer quelle substance il doit préférer.

Dans un mémoire publié par M. Lorey, interne des hôpitaux, dans les annales de dermathologie et de syphiliographie (4ᵉ *année nº* 1) et dont les éléments ont été recueillis à l'hôpital du Midi, cet auteur juge le traitement de la blennorrhée par les bougies Reynal de la manière suivante :

« 1º Rendre la miction peu ou point douloureuse;

« 2º Éviter ou faire disparaître les érections nocturnes.

« Mais dans la seconde période de l'affection dans laquelle il faut, pour obtenir la guérison, modifier l'état de la muqueuse, transformer en un mot l'inflammation virulente en une inflammation aiguë simple, la bougie au sulfate de zinc belladonisé ne nous a pas donné les résultats que nous croyions obtenir.

« Ses avantages cependant sont dignes d'être signalés :

« 1º Son emploi est plus simple que celui de l'injection;

« 2º Dans certaines circonstances données, elle permet d'éviter l'usage de la seringue et de la solution appropriées;

« 3º Son action sur la muqueuse malade est plus prolongée, puisqu'elle met pour fondre dans le canal une heure et demie environ.

« Nos observations portent sur soixante malades, et, en face de ce chiffre déjà respectable, nous croyons pouvoir poser les conclusions suivantes :

« 1º La bougie à l'opium ou à la belladone est indiquée dans les premiers jours de la blennorrhagie aiguë pour prévenir les érections nocturnes, et pour calmer les douleurs insupportables qui accompagnent et suivent la miction; en cette circonstance, elles ont une double action; elles calment la douleur d'abord, et isolent les parois enflammées, jouant le même rôle que le tampon ouaté dans la vaginite.

« 2º Dans la seconde période, la bougie au sulfate de zinc pur ou au sulfate de zinc belladonisé a une efficacité réelle;

cette efficacité égale, mais ne semble pas dépasser de beaucoup les injections analogues.

« On voit par ces conclusions que les avantages de l'emploi des bougies médicamenteuses contre la blennorrhagie aiguë sont en somme considérables, mais ils le sont bien plus encore dans le traitement de la blennorrhagie chronique et de la goutte militaire.

« Je doute qu'en pareille occurrence, aucun médicament approprié puisse atteindre l'efficacité de la bougie au sulfate de zinc belladonisé.

« Sur vingt malades, en effet, soumis à ce mode de traitement, nous avons obtenu vingt guérisons, et, si nous considérons tous les moyens employés contre la goutte militaire, moyens variés et multiples en rapport avec les nombreux ennuis que cette affection entraîne avec elle, et les résultats que ces méthodes thérapeutiques peuvent donner, nous voyons que les avantages qu'elles réalisent ne sauraient égaler ceux que nous donnent les bougies dans les mêmes circonstances.

« Non-seulement la guérison du malade a été rapide, puisqu'en moyenne chacun n'a fait usage que de neuf bougies, mais encore elle s'est effectuée sans la moindre complication.

« Cette action curative si rapide des bougies au sulfate de zinc belladonisé dans le cas de blennorrhagie chronique s'explique facilement lorsqu'on se rend compte du double effet qu'elles produisent.

« Sans nul doute elles ont d'abord sur la muqueuse uréthrale chroniquement enflammée une action thérapeutique, puisqu'elles contiennent chacune 3 centigrammes de sulfate de zinc, cet agent modificateur par excellence des muqueuses enflammées, et 3 centigrammes de belladone.

« Mais, de plus, à cette action du médicament, elles ajoutent un effet mécanique qu'elles produisent lorsqu'elles sont introduites dans le canal.

« Une fois en contact avec la muqueuse malade, et ce contact dure une heure et demie environ, la bougie joue le rôle d'un corps étranger ; elle est chargée, il est vrai, de principes médicamenteux appropriés ; mais avant tout, elle constitue un corps irritant modifiant par sa présence la vitalité de la muqueuse.

« C'est dans l'association et la combinaison de ces deux actions mécanique et thérapeutique que réside l'efficacité remarquable de la bougie au sulfate de zinc belladonisé, et c'est ainsi qu'on peut s'expliquer la rapidité avec laquelle disparaît la blennorrhagie chronique, ou la goutte militaire, chez les malades qui en étaient affectés depuis cinq, six ans et plus, et qui avaient essayé pour se guérir tous les moyens recommandés en pareille circonstance. »

Les observations de M. Lorey ont été recueillies à l'Hôpital du Midi et résumées dans un tableau synoptique. En additionnant le nombre des bougies utilisées dans le traitement de chaque malade, et en divisant ce nombre par celui des malades qui est de 20, on obtient une moyenne de 9 bougies par traitement et par malade.

Ce sont des bougies au sulfate de zinc belladonisé qui ont été employées, et elles l'ont été tout particulièrement contre la blennorrhée que M. Lorey a eu surtout en vue de traiter par ce moyen. Car ces remarques sur le traitement des écoulements uréthraux par les bougies porte-remède s'appliquent à 80 malades, mais dont 60 affectés de chaude-pisse aiguë ont été à dessein négligés dans le travail de M. Lorey.

On y trouve également réponse à l'objection souvent formulée que l'introduction des bougies dans la blennorrhée provoque l'orchite ; elle ne s'est présentée qu'une seule fois sur 80 malades et elle semble avoir précédé l'introduction de la bougie porte-remède Reynal.

Tout le monde sait que l'orchite n'apparaît que chez les sujets qui portent des sondes à demeure, ou ceux chez lesquels on fait usage d'instruments rigides, et les bougies Reynal échappent complétement à cette condition.

D'autres observations tout aussi favorables, ont été recueillies aux ambulances de la Presse établies à Longchamps, pendant le siége de Paris.

Mais le nombre le plus imposant a été recueilli à la clinique de M. le docteur Mallez, et publié en partie (70) dans la thèse de M. le docteur Dufour ; nous les reproduisons :

Nº d'ordre.	NOMS et PRÉNOMS AGE	PRO-FESSION	MALADIES antérieures et leur traitement.	MALADIE ACTUELLE	NOMBRE de BOUGIES.	RÉSULTAT	OBSERVATIONS
1	B. Joseph 53 ans.	employé		Blennorrhagie, écoulement datant de 10 jours.	sulfate de zinc 20	guéri	
2	J. Antoine 22 ans.			Blennorrhagie, écoulement datant de 8 semaines.	16	guéri	Écoulement abondant le 8ᵐᵉ j. résultant d'un excès. Disparition presque complète à la 13ᵉ
3	W. Joseph 23 ans.	peintre	chancre-mou	Blennorrhagie, écoulement datant de 20 jours.	18	guéri	
4	J. Louis 28 ans.	cocher	2 blennorrhag. à 20 ans. Inject. diverses Copahu-Cubèbe	Blennorrhée. Brides.	29	guéri	Après la 16e bougie, exploration-uréthrotomie d'arrière en avant à l'aide de l'Urethrotome à Olive de Civiale 13 Bougies.
5	André 19 ans.	Étudiant en droit.		Chancre, accidents syphilitiques. Blennorrhagie.	8	guéri	Traitement hydrargyrique interne et cautérisation.
6	P. Léon 24 ans.	artiste peintre	Syphilis à 21 ans	Blennorrhagie, écoulement datant de 16 jours.	21	guéri	
7	L. Georges. 19 ans.	commis		Blennorrhagie, datant de 12 jours.	9	guéri	
8	D. Louis 31 ans.	garçon de café	4 blennorrhag. tisane, etc.	Blennorrhagie, datant d'environ 3 semaines.	22	guéri	
9	D. Jean 40 ans.	charbonnier	tisanes, extraits alcooliques éthérés de cubèbe en grande quantité.	Blennorrhagie, il y a 10 mois. Écoulement persistant très-rebelle.	28	guéri	Malade très-sobre, Nevrosique, s'observant beaucoup.

N° d'ordre	NOMS et PRÉNOMS AGE	PROFESSION	MALADIES antérieures et leur traitement	MALADIE ACTUELLE	NOMBRE de BOUGIES	RÉSULTAT	OBSERVATIONS
10	J. Célestin 24 ans.	cocher	copahu -cubèbe injection div.	Blennorrhagie, écoulement remontant à 15 mois.	14	guéri	
11	H. Albert 20 ans.	cocher		Blennorrhagie, écoulement datant de 15 jours.	20	guéri	
12	C. Émile 30 ans.	cocher	2 blennorrhagies, (rétrécissement traité par la dilatation), Cop. pot de Choppart-Cubèbe, inj. de Tannin.	Blennorrhagie, écoulement, remontant à 1 an environ.	18	guéri	
13	B. Victor	marchand de vins	Blennorrhagie datant de 8 mois, écoulement revenu immédiatement après le 1er coït. Copahu cubèbe, inj. diverses.	Blennorrhagie rebelle, léger rétrécissement. Hypéresthésie uréthrale.	32	guéri	Le malade a pris 3 gr. de bromure de sodium desséché. Uréthrotomie avec l'Urethrotome de Civiale d'arrière en avant.
14	P. Pierre 30 ans.	cocher	Blennorrhagie très-bénigne et indolore. Copahu, cubèbe, inject. div.	Blennorrhée depuis 1 an. hypéresthésie uréthrale. Rétrécissement bridiforme.	8	guéri	
15	Ch. Paul 25 ans.	garçon d'hôtel	Blennorrhagie il y a 4 ans. Copahu, cub. Injection.	Blennorrhagie, écoulement datant de 12 jours.	16	guéri	
16	L. Auguste 21 ans.	typographe	Injection de vin aromatique d'eau blanche; beaucoup de tisane	Blennorrhée, écoulement datant de 5 mois.	14	guéri	
17	D. André 35 ans.	valet de chambre	4 blennorrhag. cop. cub. inj. de vin du midi	Blennorrhée, écoulement datant de 5 mois.	14	guéri	

Nº d'ordre	NOMS et PRÉNOMS AGE	PRO-FESSION	MALADIES antérieures et leur traitement	MALADIE ACTUELLE	NOMBRE de BOUGIES	RÉSULTAT	OBSERVATIONS
18	C. Anatole 19 ans.			Blennorrhagie, Ecoulement datant de 8 j 80 dragées de Sibord.	18	guéri	
19	M. Edmond 28 ans.	épicier	Syphilis	Blennorrhagie, écoulement datant d'environ 15 jours.	13	guéri	
20	Ch. Léon 20 ans.	peintre	Blennorrhagie inj. d'eau blanche.	Blennorrhagie, écoulement datant de 15 jours.	12	guéri	
21	H. Jean 27 ans.	cultivateur	cop. cub. capsules de santal-citrin, inj. div.	Blennorrhée écoulement datant de 4 mois.	15	guéri	
22	W. Auguste 22 ans.	ébéniste		Blennorrhagie, écoulement datant de 8 jours. Orchite.	14	guéri	Dragées de Sibord pendant 15 jours, boisson rafraîchissante.
23	P. Alphonse 33 ans.	garçon de café	6 blennorrhag. opiat, inj. div.	Blennorrhée	13	guéri	
24	D. Henri 24 ans.	employé	1 blennorrhag. opiat, inj. div.	Blennorrhée.	15	guéri	
25	P. Timoleo 26 ans.		1 blennorrhag. opiat inj. div.	Blennorrhée, rétrécissement valvulaire.	15	guéri	
26	L. Léonce 22 ans.	lithographe	1 blennorrhag. cubèbe, inj. vin aromatique	Blennorrhagie, écoulement datant de 15 jours.	12	guéri	
27	D. Louis 17 ans.	lithographe		Blennorrhagie, écoulement datant de 15 jours.	15	guéri	Erections douloureuses et continues. Bromure de Sodium 3. gr. par jour.

N° d'ordre.	NOMS et PRÉNOMS AGE	PRO- FESSION	MALADIES antérieures et leur traitement	MALADIE ACTUELLE	NOMBRE de BOUGIES	RÉSULTAT	OBSERVATIONS
28	F. Armand 19 ans.	élève de l'école des Beaux-Arts	antiphlogisti- ques.	Blennorrhagie. Écoulement datant de 1 mois.	15	guéri	
29	F. Emile 40 ans.	employé	2 blennorrhag. cub. cop.	Blennorrhagie, écoulement datant de 10 jours.	11	guéri	Bromure de Sodium 4 gr. par jour.
30	D. Louis 32 ans.	employé	1 blennorrhag. opiat, inj. div.	Blennorrhagie, écoulement datant de 27 jours.	12	guéri	Bromure de Sodium 4. gr. par jour.
31	B. Louis 23 ans.	employé de com- merce	2 blennorrhag. syphilis cub. Inj. de sous-nitrate de bismuth. nitr. d'argent, vin aromatique	Blennorrhagie, écoulement datant de 8 jours.	7	guéri	
32	A. Henri 18 ans.	employé	blennorrhag. paraphymosis chancre mou. soigné au Midi	Blennorrhée, écoulement datant de 3 mois.	9	guéri	Phimosis opéré
33	P. Eugène 40 ans.	cardeur	4 blennorrhag.	Uréthrite.	16	guéri	Pendant le cours du traitement, Fièvre ; on a sus- pendu les bou- gies. Lait d'A- mandes 500 gr. Bicarb. de Soude 10 gr. sir. de suc. 40 gr à prendre dans la journée ; le 13e jour le malade repre- nait les bougies.
34	D. Charles 30 ans.	blanchis- seur	8 blennorrhag.	Abcès urineux scrotal, rétrécissement. Écoulement.	10	guéri	Abcès incisé, sondes à demeu. Rétrecissement Electrolyse chi- mique.
35	M. Jules 20 ans.	monteur en bronzes		Blennorrhagie, écoulement datant de 18 jours.	12	guéri	Nevrosique. Bro- mure de So- dium 4. gr. par jour.

N° d'ordre	NOMS et PRÉNOMS AGE	PRO-FESSION	MALADIES antérieures et leur traitement.	MALADIE ACTUELLE	NOMBRE de BOUGIES.	RÉSULTAT	OBSERVATIONS
36	V. Jean 32 ans.	garçon limonadier	5 blennorrhag. opiat. inj. div.	Blennorrhagie, Ecoulement datant de 16 jours.	13	guéri	
37	C. Jules 22 ans.	mécanicien	tisanes	Blennorrhagie, Ecoulement datant de 9 jours.	14	guéri	
38	O. Paul 30 ans.	garçon de magasin	2 blennorrhag.	Blennorrhée.	11	guéri	
39	C. Pierre 20 ans.	ajusteur	blennorrhagie.	Ardeurs uréthrales.	8	guéri	Cub. laitage, bicarb. sod. br. sod. gr. par jour.
40	G. Hubert 22 ans.	employé		Blennorrhagie, Ecoulement remontant à 1 mois.	16	guéri	
41	G. Lucien 19 ans.	journalier	tisanes rafraîchissantes.	Blennorrhagie, Ecoulement datant de 3 semaines.	16	guéri	Cub. en poudre 30 gr.; poudre de bellad. 1 gr. 30 paq : 5 par jour.
42	J. Édouard 24 ans.	employé	2 blennorrhag. cub. cop. inj. sulf. de zinc et opium	Urèthrite.	16	guéri	Brides, urèthrotomie avec l'urèthrotome de Civiale.
43	N. Gabriel 27 ans.	employé	3 blennorrhag. cub. cop. inj. sulf. de zinc	Blennorrhagie, Ecoulement datant de 21 j.	8	guéri	
44	R. Charles 24 ans.	peintre	2 blennorrhag. cop. opiat. inj. div.	Blennorrhagie rebelle.	20	guéri	
45	F. Alexandre 32 ans.	Colleur de papier	1 blennorrhag. soignée au Midi	Blennorrhée, rétrécissement bridiforme.	19	guéri	
46	F. Charles 22 ans.	Étudiant en médecine.	2 blennorrhag. cop. cub. inj. div.	Blennorrhagie, Ecoulement datant de 15 jours.	1	guéri	

N° d'ordre.	NOMS et PRÉNOMS AGE	PRO-FESSION	MALADIES antérieures et leur traitement.	MALADIE ACTUELLE.	NOMBRE de BOUGIES	RÉSULTAT	OBSERVATIONS.
47	G. Pierre 32 ans.	Portefeuil-liste.	1 blennorrhag.	Blennorrhagie, Ecoulement datant de 15 jours.	10	guéri	
48	M. Louis 19 ans.	Étudiant en droit.	1 blennorrhag. inj. de bismuth aux trois sulf. de pierre divine.	Blennorrhagie, écoulement datant de 21 jours.	30	guéri	Névrosique, capsules d'extrait alcool éthéré, 4 par jour.
49	B. Michel 23 ans.	Employé	incontinence nocturne blennorrhagie	Blennorrhée rebelle.	21	guéri	Névrosique Brom. de sod. desséché 5 gr. par jour.
50	L. Julien 24 ans		8 blennorrhag. cop. cub. inj. nit. d'argent	Blennorrhagie. Ecoulement datant de 15 jours.	10	guéri	
51	G. Jules 20 ans.	Employé		Ecoulement de 3 jours.	13	guéri	
52	P. Baptiste 22 ans.	Horloger	1 blennorrhag. chancre, pot. Chopart inj. sulf. de zinc	Ecoulement de 6 jours.	15	guéri	
53	V. Henri 26 ans.	Cordonnier.	blennorrhagie cop. inj. prétri de Ch. Albert.	Ecoulement ancien.	6	guéri	
54	G. Charles 25 ans.	Artiste peintre	blennorrhagie syphilis	Ecoulement de 4 jours.	6	guéri	Fièvre repos.
55	B. Urbain 26 ans.	Employé	2 blennorrhag. 1 orchite, opiat inject. div.	Ecoulement datant de 2 j.	13	guéri	
56	G. Hubert 22 ans.	Employé	1 blennorrhag. capsules de Santal, 3 boites inj. de sulf. de zinc	Ecoulement datant d'un mois.	10	guéri	

N° d'ordre	NOMS et PRÉNOMS AGE	PRO-FESSION	MALADIES antérieures et leur traitement.	MALADIE ACTUELLE	NOMBRE de BOUGIES.	RÉSULTAT	OBSERVATIONS
57	N. Jules 25 ans.	Tailleur	1 blennorrhag soignée à l'hôpital du midi, syphilis	Ecoulement de 3 jours.	5	guéri	Erections fréquentes et douloureuses, brom. de Sod. 16 gr. par soir.
58	G. François 39 ans.	Cultivateur	1 blennorrhag. tisane	Ecoulement ancien.	12		
59	S. Gabriel 21 ans.	Etudiant en droit	1 blennorrhag cop. cub. inj. Ricord au sous-nitrate de bismuth, de nit. d'argent	Ecoulement de 6 à 7 mois.	18	guéri	Brom. de Sodium.
60	L. Georges 33 ans.	Garçon de bain	1 blennorrhag. cap. de cop. inj. d'eau blanche	Ecoulement d'un an.	13		A la 3e, Mieux ; 13e Orchite double, repos, cataplasme pom. iodurée, badigeonnage avec collodion iodé, Coton iodé. Guéri.
61	P. Louis 52 ans.		blennorrhagie de l'âge de 18 à 41 ans	Rétrécissements bridiformes, Ecoulement muco-purulent.	6 bougi. au sul. de zinc belladoné	guéri	Uréthrotomie avec l'uréthrotome de Civiale B. N° 18 bis, d'Uva-ursi. bicarbon. de Soude.
62	N. Gabriel 28 ans.	employé	2 blennorrhag. inject. div. cop. cub.	Blennorrhagie indolore datant de 6 jours.	6	guéri	
63	R. Émile 24 ans.	employé	4 blennorrhag. syphilis inj. diverses; opiat, en gr. quant.	Blennorrhagie rebelle.	27	guéri	
64	D. Vincent 20 ans.	sellier		Blennorrhagie, Rétrécissements bridiformes.	8		
65	P. Émile 40 ans.	employé	2 blennorrhag. cub. cop.	Blennorrhagie, datant de 15 j. douloureuse.	11	guéri	Brom. de sod. 4 gr. par jour.

N° d'ordre.	NOMS et PRÉNOMS AGE	PRO-FESSION	MALADIES antérieures et leur traitement	MALADIE ACTUELLE	NOMBRE de BOUGIES	RÉSULTAT	OBSERVATIONS
66	D. Charles 30 ans.	blanchis-seur	8 blennorrhag	Abcès urineux scrotal, rétré-cissement, Ecoulement.	10	gcé:i	Abcès traité par l'incision et les sondes à demeure, rétrécissement électro-lysé.
67	V. Joseph 27 ans.	employé	4 blennorrhag. la dernière il y a un mois, opiat inj. div.	Ecoulement datant d'un mois.	11	guéri	
68	F. Joseph 25 ans.	cordonnier	inj. d'eau blanche. 2 par jour pendant 8 jours.	Ecoulement datant de 15 jours.	6	Ecoulement moindre	Le malade a eu une ordonnance et n'a pas reparu.
69	D. Auguste 32 ans.	garçon de magasin		Ecoulement de 7 jours.	20	guéri	Cubébe en poudre 50 gr. ; bicarbonate de soude 10 gr. 3G paquets; 5 par jour.
70	B. Paul 15 ans.	Marchand de marrons		Ecoulement de 2 jours.	15		Uréthro cystite.
71	V. Bertrand 37 ans.	Facteur		Ardeurs uré-thrales, suintement.	24		Mieux sensible à la 12e.
72	B. Jn-Baptiste 18 ans.	Sellier		Ecoulement datant d'un jour.	8		Uréthrocystite bains de siège.
73	E. Henri 22 ans.	Etudiant en droit	2 blennorrhag. opiat. inj. div.	Ecoulement datant de 4 jours.	15	Parti à la campagne écoulement presque nul	A la 11e, Ecoulement bien diminué.
74	M. Étienne 28 ans.	gardien de la paix.	Syphilis blennorrhagique.	Ecoulement d'un jour.	3	guéri	Brom. de Sodium 16. gr. pour 400 d'eau, 6 cuillerées par jour.

N° d'ordre.	NOMS et PRÉNOMS AGE	PRO-FESSION	MALADIES antérieures et leur traitement	MALADIE ACTUELLE	NOMBRE de BOUGIES.	RÉSULTAT	OBSERVATIONS
75	A. Charles 20 ans.	comptable	chancres, blennorrhagie orchite rétention d'urine.	Douleurs uréthrales Blennorrhée, chancres.	10		Brom. de So. 5 gr. par jour. Lavage avec solution de bichlorure d'hydrargire.
76	B. Adolphe 40 ans.	opticien	4 blennorrbag. rétrécissement syphilis	Blennorrhée très-rebelle hypertrophie du lobe droit de la prostate, constipation très-opiniâtre.	30 silicat. de soude.	guéri	Névrosique, a suivi tous les traitements mais jamais complètement.
77	F. Auguste 39 ans.	marchand de vin	2 blennorrbag.	Blennorrhagie opiniâtre 2 brides urèthrales.	16	guéri	Les brides ont été opérées avec l'uréthrotome à olive de Civiale. Brom. de Sod. desséché 4 gr par jour.
78	C. Jean 20 ans.	garçon d'hôtel	1 blennorrhag. orchite, cataplasmes et frictions	Blennorrhagie. datant de 10 jours.	18	guéri	Brom. de Sod. desséché 4 gr. par jour.
79	C. Alphonse 21 ans.	étudiant	3 blennorrbag.	Blennorrhée.	19	guéri	
80	M. George 25 ans.	étudiant	3 blennorrhag. opiat, inj. au tannin	Blennorrhée.	21	guéri	
81	L. Gustave 29 ans.	préparat. d'objets d'art.	3 blennorrbag. bubon orchite, opiat, inj. au goudron et sul de zinc.	Blennorrhagie, datant de 15 jours.	18	guéri	
82	S.S. Pierre 22 ans.	employé	tisanes, bains	Blennorrhagie datant de 12 jours.	23	guéri	
83	L. Jean-Louis	employé de barrière	1 blennorrbag. soignée à l'homœopathie pendant 15 m. bourgeon de sapin, inj. d'eau blanche	Blennorrhagie datant de 15 mois.	24	guéri	Très-anémique, Granules d'arséniate de soude de 0 gr. 005 par jour.

N° d'ordre	NOMS et PRÉNOMS AGE	PRO-FESSION	MALADIES antérieures et leur traitement	MALADIE ACTUELLE	NOMBRE de BOUGIES	RÉSULTAT	OBSERVATIONS
84	O. Georges. 16 *ans*.	mécanicien		Blennorrhagie de 8 jours, balano-posthite.	27	guéri	Antiphlogistiques pendant 5 jours, lavages avec nitr. d'argent 0 gr. 005, eau distillée 60 gr.
85	G. Eugène 23 *ans*.	cocher		Blennorrhagie datant de 20 j.	24	guéri	Erections fréquentes, brom. de Sodium desséché.
86	H. Léon. 22 *ans*.	dessinateur architecte.	2 blennorrhag. caps. mothes, pil. du doct, Péchenet	Blennorrhagie, brides très-légères.	15	guéri	Hypospadias Cub. à doses fractionnées, 5 gr. par jour, dilatations.
87	L. Ernest 23 *ans*.	employé de commerce.	2 blennorrhag beaucoup de traitements	Blennorrhée.	28	guéri	Varicocèle, hernie double depuis un an, simple depuis l'âge de 13 ans.
88	G. Eugène 21 *ans*.	coiffeur	1 blennorrhag. orchite.	Blennorrhagie de 5 mois.	21	guéri	
89	V. Henri 17 *ans*.	boucher		Blennorrhagie datant de 10 jours.	25	guéri	Phimosis.
90	M. F... 23 *ans*.	étudiant en médecine	1 blennorrhag. con. cub. caps. d'extrait de cub* inj. au nit. d'argent au sulf de zinc au tanuin	Ecoulement datant de 6 mois.	18 sulfate de Cadmium.	guéri	
91	X. Jules 20 *ans*.	étudiant en médecine	2 blennorrhag. cit. de fer, sirop de tolu. inj. au sulf. de zinc laudanisé.	Ecoulement datant de 5 mo.s.	23	guéri	Rétrécissement bidiforme, Uréthrotomie, d'arrière en avant, avec l'uréthrotome à olive.

Sur 91 malades traités et guéris, 75 avec les bougies porte-remède au sulfate de zinc simple ou belladonisé, 14 par les bougies au silicate de soude et 2 par les bougies au sulfate de cadmium qui ont été récemment mises en expérimentation,

On obtient pour la moyenne des traitements 12 bougies.

Les bougies porte-remède, a dit M. Mallez, dans l'une de ses leçons, réalisent le progrès si souvent cherché.

1° D'un topique uréthral facile à introduire ;

2° Ne provoquant pas de douleurs ;

3° Séjournant sans difficulté pendant une heure et demie ou deux heures dans l'urèthre ;

4° Permettant de porter sur la surface muqueuse de l'urèthre toutes les substances médicamenteuses.

5° N'exposant pas les parois uréthrales à une action mécanique trop vive, et cependant, les tenant suffisamment écartées pour qu'on puisse à bon droit considérer ce moyen comme un préservatif des rétrécissements.

6° Les bougies porte-remède en fondant mettent directement en contact les substances médicamenteuses avec la muqueuse uréthrale, ce qui ne s'obtient pas avec des bougies médicamenteuses à la cire.

7° En provoquant le plus souvent l'intervention du chirurgien, elles offrent l'avantage d'une surveillance plus complète sur le traitement.

8° Elles n'exposent jamais comme il est arrivé autrefois en Angleterre pour les suppositoires uréthraux, que quelques-unes de leurs parties restent dans l'urèthre et cheminent jusque dans la vessie. Si d'ailleurs elles glissaient peu à peu dans le réservoir de l'urine, leur solubilité est telle qu'elles y sont immédiatement dissoutes.

9° Aucun point malade du canal ne peut échapper à leur action et c'est là ce qui explique la rapidité des guérisons qu'elles procurent.

Dans les premiers temps de leur usage, on leur a reproché d'être expulsées de l'urèthre par un mouvement de contraction d'arrière en avant, comme le sont les sondes ou les bougies qu'on ne fait pas pénétrer dans la vessie ; l'objection était fondée. Pour remédier à ce petit inconvénient qui exigeait que le

malade restât couché ou qu'il comprimât le méat, M. Trehyou
a fait faire sur les indications de M. le docteur Mallez, des pe-
tits capuchons balaniques en baudruche gommée, dont on
coiffe le gland après l'introduction de la bougie et après les
avoir préalablement mouillés. Le tout est maintenu en place
par un caoutchouc très-mince qui serre la partie libre du capuchon balanique dans le sillon balano-préputial. Le prépuce
est ensuite ramené sur le gland et le malade peut ainsi mar-
cher et vaquer à ses affaires. Il suffit de retirer le capuchon
balanique à la première miction.

Avant de terminer, nous indiquerons les Suppositoires que
M. Reynal prépare avec la même composition que les bougies porte-remède, ils sont de deux dimensions : les uns n° 1
pour le traitement des maladies de l'anus, les autres n° 2 pour
le traitement des maladies des femmes. Il est à notre connais-
sance des avantages réels que les malades retirent de leur emploi ; mais nous n'avons pas suivi assez longuement ce nouveau
mode de traitement pour que nous nous étendions davan-
tage.